Love Games

Les reflets du passé

Table des matières

Chapitre 1

À mon avis, il y a deux catégories de personnes dans ce monde ; celles qui grandissent avec une cuillère en or dans la bouche, et celles qui se partagent la cuillère en or. J'ai passé mon enfance et mon adolescence à la campagne, sur une ferme. Avec une famille de six enfants, j'ai souvent hérité des vieux jouets ou des fringues de mes aînés. On fait ce qu'on peut avec ce qu'on a, pas vrai? Je n'ai jamais été celle avec les vêtements de l'année ou les gadgets dernier cri. Je n'ai pas de portable, pour communiquer avec mes copines je dois me contenter de la ligne principale de la maison, qui n'est que bien rarement disponible. Comme la voiture familiale. Le bus ne se rend même pas à la campagne, résultat ; je dois généralement utiliser les bicyclettes de mes frères, toujours beaucoup trop grandes pour moi. Pour ce qui en est du maquillage et des bijoux, ce n'est même pas la peine d'y penser. Quand je n'étais encore qu'une gamine, ma plus vieille sœur, Brenda, qui avait décroché un emploi dans un pub, avait réussi à économiser un peu d'argent pour se procurer une trousse de maquillage. Mes sœurs Katie et Julie en avaient fait une crise de jalousie, si bien que ma mère s'était vue dans l'obligation de la lui confisquer.

— Il y a des choses plus importantes que ça dans la vie! avait dit ma mère.

Je découvrais plus tard qu'elle avait obtenu un remboursement pour la trousse de maquillage. Je ne sais pas pourquoi, mais cette dispute m'a marquée. Peut-être parce que j'ai compris rapidement que la vie n'est pas un conte de fées. À l'âge de quinze ans, chacun des enfants a dû se trouver un emploi pour aider à subvenir aux besoins de la famille. Nous ne pouvons que trop rarement profiter de nos salaires, car la majorité de ces sommes sont remises à nos parents. Tout ça, en plus de devoir aider à la ferme chaque jour. Ça ne m'a jamais vraiment dérangée, car j'aime ma famille. Ça me semble simplement naturel de faire ma part. Malgré ce dont ça peut avoir l'air, nous ne manquons de rien. Un toit au-dessus de nos têtes, des vêtements, trois repas quotidiens. Et nous ne manquons pas d'amour. Mes parents sont sévères et vigilants, mais ils auraient donné leur vie pour chacun de nous. Ils nous aiment sincèrement.

À part le métier de fermier, mon père exerce celui de livreur et ma mère est réceptionniste dans un hôtel. Ils sont constamment débordés et on ne les voit pas beaucoup.

Tellement que j'aurais tendance à dire que j'ai été élevée – pas toujours de la meilleure façon – par mon frère Barry et ma sœur Brenda. Eux aussi, ils ont fait de leur mieux. Bien que leur mieux impliqua souvent de la glace, des croustilles ou des biscuits pour les repas, sans oublier les boissons gazeuses et le lait au chocolat, question de rester (dés) hydraté. On n'avait pas beaucoup, mais on était heureux. Je n'échangerais mon enfance contre rien au monde. Les après-midi à jouer à cache-cache dans la forêt Blackwell ou la vallée du corbeau, les baignades dans le lac Jordan, les batailles de boules de neiges en hiver. Je n'ai jamais vu beaucoup plus que la ferme de mes parents, mais j'y ai gardé des souvenirs impérissables. Oui, je pense avoir été une fille chanceuse.

Je m'appelle Jessica, alias Jess, Sullivan. Mieux connue comme « la p'tite dernière de Frank et Paula ». Comme mes deux frères et mes trois sœurs, j'ai des cheveux bruns, épais. Très grande pour mon âge, je dépasse la plupart de mes camarades de plusieurs têtes. Je ne me considère pas particulièrement jolie, en grande partie parce que je suis atrocement pâle, mais on me dit souvent que mes yeux bleus sont magnifiques et qu'ils me donnent tout mon charme. Ça et mes lèvres en forme de cœur. D'après ce qu'on m'a dit, ma beauté est naturelle, je n'ai pas besoin de maquillage.

De toute façon, je n'ai jamais été très fanatique de mascara et rouge à lèvres. Sans doute parce que je n'y ai jamais eu accès. Quoi qu'il en soit, je n'en vois pas tellement l'intérêt. J'ai dix-huit ans, mais fais partie de la catégorie de celles qui ont atteint la puberté très – trop – jeune. À onze ans, j'avais déjà plus de seins que Brenda et j'avais mes règles depuis belle lurette. Rien de tel que des maux de ventre mensuels pour nous rappeler combien la vie d'une femme peut être pénible. Et Barry qui se plaignait de ses érections nocturnes! Souvent, j'aurais souhaité être un garçon. La vie semble tellement plus simple pour eux ; pas de règles, pas de grossesses, pas d'accouchements. D'ailleurs, je ne suis pas passionnée par les mêmes choses que les jeunes filles de mon âge (sans vouloir généraliser!) ; la mode, les tendances, les potins. Pas pour moi. En fait, je ne sais pas tellement ce qui me passionne. J'ai des centres d'intérêts assez... divers. Au lycée, on m'appelait l'intello, parce que j'adore l'histoire et la grammaire. Dans mes temps libres, c'est-à-dire pas beaucoup, j'offrais mes services de tutrice. Question de gagner des sous supplémentaires pour aider mes parents. J'aime aussi beaucoup la mécanique, mon frère James m'a appris les ficelles il y a quelques années et, depuis, plusieurs de mes amis, camarades, et mêmes professeurs faisaient appel à moi lorsqu'ils avaient des ennuis avec leurs véhicules. Or, je suis surtout une actrice dans l'âme, mordue de théâtre et de comédie. J'ai fait partie de toutes les troupes à avoir existé à mon lycée. C'était le bon temps! Mon rêve, c'est de jouer sur Broadway (super original, je sais!), mais pour ça, il faut que je puisse étudier. Il faut que je puisse perfectionner mon jeu. Malheureusement, je n'ai pas d'argent et même l'argent que mes parents ont économisé pour moi depuis ma naissance ne suffit pas à couvrir les frais d'admission dans un collège. J'ai reçu mon diplôme du lycée, il y a quatre mois et je suis toujours coincée chez Stan, le pub où chacune de mes sœurs a été serveuse avant moi. Stan rigole souvent en prétendant que ma famille est pratiquement actionnaire de son commerce! C'est un bon travail, j'avoue, et le vieux Stan a été plus que généreux avec ma famille et moi, mais j'y suis depuis bientôt quatre ans et je suis plus que prête pour un peu de changement, un peu d'aventure.

C'est si déprimant de regarder nos vieux amis, nos connaissances, nos rivaux quitter la région, alors qu'on y est coincé malgré soi. Comprenez-moi bien, j'adore Portside, l'île portuaire sur laquelle j'ai grandi. Environ deux mille habitants, le genre d'endroit où tout le monde connaît tout le monde et où vos secrets sont rarement des secrets. Des paysages à couper le souffle, une destination de choix pour les touristes. J'imagine que je ne mesure pas vraiment ma chance, des tas de gens payeraient cher pour habiter un endroit aussi sublime. Des forêts et des vallées à perte de vue. Des plages et des montagnes à couper le souffle. Bref, une île qui respire la tranquillité et la paix, où l'air est pur et sent la mer. La ville la plus proche est à environ une heure de chez moi, pas très pratique pour l'épicerie! J'aime penser que j'ai Portside dans le sang, je ne crois pas que je pourrais m'en éloigner pour très longtemps, mais après dix-huit ans à regarder les mêmes décors, je me sens prête à découvrir autre chose. Je rêve de visiter New York et ses gratte-ciels, Paris et ses monuments, Las Vegas et ses casinos. Je veux voir le monde, quoi!

Dix-huit ans, célibataire, et complètement cassée.

Chapitre 2

Ma meilleure amie, Rachel, prétend que si je le voulais, je pourrais avoir n'importe quel garçon dans mon lit. J'imagine qu'elle a raison, mais en vérité je ne suis pas allumée par les histoires d'un soir. Je suis toujours vierge, bisexuelle et trop sélective. Une éternelle romantique! Je rêve du prince charmant, du grand amour, de celui avec qui je vais passer le reste de mes jours. Il n'y a pas si longtemps, j'avais juré avoir trouvé cette personne. Jake. Nous nous sommes connus l'année dernière, sa famille venait d'emménager sur l'île et il ne connaissait pratiquement personne. Donc, il s'est inscrit à la troupe de théâtre dans l'espoir de se faire des amis. C'était bien pensé ; même si plusieurs d'entre nous sommes un peu excentriques sur les bords, nous sommes généralement sociables. Il s'est fait bien plus que des amis. Jake est un mec cool, sans une once de méchanceté en lui. Toujours joyeux, les gens ont tendance à sous-estimer son intelligence, car il prend rarement les choses au sérieux. Or, il sait plein de choses. Une véritable encyclopédie humaine, mais il est aussi très humble. Jake a un charme naturel, ce genre de personne qu'on ne peut faire autrement que d'aimer, même quand on les déteste intérieurement. Il est facile de compter sur lui, car il est toujours présent pour ses amis. Peu importe l'heure, le moment ou le jour, il a le temps pour eux. Les filles ont toutes eu le béguin pour lui, moi la première. Il me dépasse d'environ une tête, les épaules carrées, il est à la fois artiste et sportif. Ses yeux sont d'un vert émeraude, brillants d'une lueur moqueuse. Son sourire est éclatant et contagieux, ses cheveux d'un noir d'ébène lui couvrent les oreilles. C'est son air mystérieux qui m'a d'abord attiré l'œil, il a cette façon de vous sonder du regard, comme s'il vous étudie ou cherche à lire en vous. Je ne saurai sûrement jamais pourquoi, mais c'est à moi qu'il s'est présenté en premier. Je ne lui ai rien demandé, il est venu à moi de son propre instinct. Je suis timide et réservée, au premier contact, et je ne crois pas être celle qu'on remarque la première. Par contre, une fois la glace brisée, je deviens une vraie pipelette. J'aime croire que je suis gentille, je n'ai pas d'ennemi connu, malgré que de nombreuses personnes auraient mérité figurer sur ma liste noire. Les garçons m'aiment bien parce que nous avons des centres d'intérêts communs, dont les filles. Celles-ci, pour leur part, me considèrent généralement comme une bonne amie. Je ne me dispute que rarement et ne suis pas du genre rancunier. Rachel trouve que je suis souvent trop généreuse, et elle n'a pas tort. Je ne suis pas un ange, mais j'ai grand cœur. Et quand on a grand cœur, les gens ont la mauvaise habitude de prendre avantage de nous. C'est ce que Jake a fait avec moi, même s'il jure que ce n'était pas son intention. Quoi qu'il en soit, Jake et moi sommes devenus proches très rapidement. Je le trouvais si cool, si... grand. Je ne pensais pas mériter son amitié, encore moins son amour!

Sauf que c'est ce qui s'est passé. Nous sommes tombés amoureux l'un de l'autre. J'étais si éprise de lui que j'avais du mal à ne pas lui parler pendant plus de quinze minutes. Je pense bien que j'en étais envahissante, chacun ses défauts! Ça ne semblait pas lui déplaire, d'ailleurs. Il était aussi dépendant de moi que je l'étais de lui. Nous étions inséparables, même si mes parents n'approuvaient pas cette relation, ils m'ont laissé faire mes propres choix. Malheureusement, ils avaient raison de se méfier. Lorsque la rumeur est parvenue à mes oreilles pour la première fois, je n'y ai pas cru. Je connaissais Jake mieux que quiconque, du moins c'est ce que je croyais, et je refusais de croire qu'il ait pu me trahir de la sorte. Qu'il ait pu me trahir avec une fille trois ans plus jeune que nous! Je ne sais pas trop ce que j'ai ressenti quand Rachel m'a confronté avec des preuves de ces allégations. Mon cœur s'est brisé, centimètre par centimètre. Je n'ai pas pleuré, c'est peut-être ce qui m'a le plus fait mal. J'arrive à peine à y croire aujourd'hui, même après avoir entendu ses aveux.

Il a fait la connaissance de Laura au cinéma, où il travaillait. Selon Jake, il n'y avait rien de sentimental entre eux, c'était purement sexuel. Une erreur d'un soir qu'il aurait désespérément souhaité pouvoir effacer. C'était il y a deux mois. Je n'ai pas cessé de l'aimer pour ce qu'il a fait, c'est même le contraire. Je l'aime plus fort que jamais. Je déteste simplement l'erreur qu'il a commise. Ce que nous avions était fort, sincère, mais pas assez pour qu'il soit fidèle. Bien que la remise des diplômes signifiait faire mes adieux à la plupart de mes amis, je voyais l'évènement comme une libération. Plus besoin de voir Jake, plus besoin de voir Laura, chaque jour. Ça ne faisait que raviver la plaie, toujours un peu plus. Il me suppliait de lui pardonner, mais il ne comprenait pas. Je n'étais pas en colère, parce que je n'éprouvais plus aucune émotion envers lui. Comme je l'ai dit, quelque chose est mort entre nous. Je croyais que la distance aiderait la blessure à cicatriser, mais Rachel avait raison : c'est son souvenir qui me faisait souffrir, pas sa présence. Ça n'a rien changé, sauf que je me suis sentie encore plus seule au monde. Lorsque je l'ai vu pour la dernière fois, la veille de son départ pour le collège, il m'a dit :

— Je t'aimerai toujours.

J'ai pleuré toutes les larmes de mon corps cette nuit-là. Ma mère et mes sœurs ont eu beau essayer de me consoler, rien n'y faisait. Il y a à peine quelques semaines, je refusais encore de manger et de sortir de ma chambre. Je ne pense pas être complètement remise de cette relation. Une part de moi est encore folle amoureuse de lui. Maintenant, il est à des milliers de kilomètres et je suis coincé à Portside. J'aimerais tant pouvoir partir à mon tour, loin de cet endroit qui, malgré son bref passage, respire encore la présence de Jake. Je sais que cette douleur me suivra partout où j'irais, mais changer d'air me ferait le plus grand bien. Je n'en ai rien dit à mes parents encore, mais j'ai envoyé ma candidature au collège Duncan, une institution spécialisée en théâtre. Fondée par la grande Marina Lopez, de nombreuses célébrités y ont fait leurs études. C'est Mrs Jenkins, mon professeur de théâtre au lycée, qui m'a parlé d'un programme de subventions disponible dans leur institution. Selon elle, je satisfais tous les critères. J'imagine qu'ils reçoivent beaucoup de candidatures comme la mienne, alors je ne me fais pas de faux espoirs, mais il n'y a rien de mal à rêver un peu, n'est-ce pas? Qui plus est, ils ne m'ont toujours pas répondu et les cours doivent débuter dans deux semaines. Je ne veux pas avoir l'air pessimiste, mais j'essaie de rester réaliste. Il y a certainement des jeunes actrices plus belles, plus extraverties, plus talentueuses que moi dans le monde.

N'empêche que ce serait merveilleux. Des milliers de kilomètres entre Portside et moi, sur un campus avec des gens qui ne me connaissent pas, où je pourrais perfectionner l'art qui me passionne, aux côtés des meilleurs acteurs et actrices du pays. Rien de mieux comme nouveau départ! J'ai soumis ma candidature sans m'attendre à quoi que ce soit en retour, pour le plaisir. De toute façon, cette subvention est la seule option pouvant me permettre de fréquenter le collège de mes rêves. Je n'ai rien à perdre et tout à gagner.

Chapitre 3

Il est dix-huit heures trente, mon quart de travail est presque terminé et le pub est complètement désert. C'est toujours comme ça les dimanches, on est débordées dans la journée et après dix-huit heures c'est mort. Je suis en train de compter mes pourboires lorsque la cloche de l'entrée se fait entendre. Rachel s'approche, une lettre à la main.

— Qu'est-ce que tu fais? me demande-t-elle en se hissant sur l'un des bancs en face du comptoir.

— Je me fais bronzer au soleil, répondais-je sans m'arrêter de compter.

Rachel rejette une mèche de ses cheveux noirs par-dessus son épaule et se sert de la lettre comme d'éventail.

— Il fait chaud ici.

— La clim est en panne. C'est quoi cette lettre?

— Quand je pense que tous ces pourboires vont finir dans les poches de tes vieux...

Rachel est l'une de mes rares amis que mes parents aiment bien, toutefois elle ne se gêne pas pour exprimer son mécontentement sur la façon dont Frank et Paula nous ont élevés. Elle est enfant unique, son père et sa mère sont riches, elle ne comprend pas les difficultés auxquelles la famille Sullivan est confrontée. Rachel et moi, nous sommes des meilleures amies depuis le jardin d'enfants, nous n'avons aucun secret l'une pour l'autre, elle me connaît bien mieux que mes frères et sœurs. Elle a le don de me taper sur les nerfs et, d'autant que je sache, c'est réciproque, mais nous ne pouvons rester éloignées bien longtemps. Rachel est plus décontractée que je ne le suis, elle a confiance en elle et ne s'en laisse pas imposer. Sa détermination peut, pour certains, friser l'arrogance. Il faut apprendre à la connaître pour comprendre qu'elle n'est pas une prétentieuse, égocentrique et opportuniste. Pas que ça, du moins. Elle a quelque chose d'attachant et, c'est vrai, sans elle je ne serais certainement pas la personne que je suis aujourd'hui. Rachel est sur le point de quitter Portside pour aller étudier la médecine à New York. Elle allait me manquer plus que ce que je suis prête à avouer.

Je soupire et tente d'attraper la lettre, mais mon amie est plus rapide que moi. Elle a des années de pratique derrière elle!

— Tu pourrais m'offrir un café, au moins!

En roulant les yeux, j'agrippe la cafetière et vide un peu de son contenu dans une tasse. Rachel sourit et me tend l'enveloppe. Mon nom et mes coordonnées sont inscrits dessus, ainsi que le sceau de l'établissement Duncan. Quelqu'un l'a déjà ouverte. Je jette un regard accusateur sur Rachel, je sais qu'on est proches, mais le concept d'intimité et de vie privée semble lui échapper.

— Doucement, le pitbull, se défend-elle en levant les mains, c'est ta mère qui l'a ouverte, pas moi.

Alors ma mère a découvert mes démarches. Elle est au courant que j'ai tenté ma chance pour Duncan, elle connaît leur décision, et sait que j'ai fait tout ça sans même leur en glisser un mot. Si elle n'est pas en colère, elle est probablement très déçue ou blessée. J'espère qu'elle sera, au moins, un peu fière de mon initiative. Sur six enfants, seulement deux ont fait des études. Je suis la troisième à tenter ma chance. Je ne prétends pas que je suis meilleure que Barry, Katie et Julie. Ils ont trouvé leur succès dans l'entreprise familiale et en fondant leurs propres familles, c'est super, mais ce n'est pas ce dont j'ai besoin. Je me demande aussi ce que mon père en pensera, je sais déjà pertinemment qu'il ne croit pas au système scolaire. Pour lui, le succès de la vie c'est de perpétuer ce que nos parents, nos grands-parents, et nos arrière-grands-parents, bref nos ancêtres, ont bâti. Une mentalité de vieille école, quoi! J'ai peur qu'il ne s'y oppose... Bien sûr, il ne pourrait pas m'en empêcher, mais je sais qu'il serait capable de me renier. Et si je n'étais pas acceptée, il n'hésiterait pas à me faire la morale et même à se moquer de moi. Je sais de quoi ça a l'air, mais mon père n'est pas méchant, il est seulement têtu comme une mule et aime avoir le dernier mot.

J'hésite à lire le contenu de l'enveloppe. Je ne sais pas si j'ai envie de savoir ce que ça dit. Rachel me presse de lire. D'une main tremblante, je déplie la lettre et marmonne ;

« Chère Jessica Sullivan,

Nous vous remercions de l'intérêt que vous portez pour notre établissement et avons le plaisir de vous annoncer que vous êtes admise à notre programme de spécialisation en théâtre et en arts de la scène. En raison de votre dossier scolaire impeccable et exemplaire, de votre implication dans la vie étudiante de votre lycée, et de vos résultats impressionnants aux examens nationaux, nous acceptons de financer votre passage de trois ans dans notre établissement. L'hébergement et les repas vous seront fournis gratuitement sur le campus. Étant donné la forte demande d'admission à ce service, nous espérons que vous saurez apprécier la chance qui vous est accordée et que votre conduite ainsi que votre rendement académique seront à l'image de ce que vous nous avez présenté.

Les cours débuteront le 03 juillet 2017, à neuf heures trente (a.m.)

Dans l'attente de vous accueillir parmi nous,

Marina Lopez

Directrice et fondatrice du collège Duncan »

Acceptée.

Chapitre 4

Je ne sais pas comment annoncer à ma famille que j'ai été acceptée à Duncan. J'appréhende leur réaction. Quelle n'est pas ma surprise à mon retour du travail, de trouver la cuisine décorée de ballons, de rubans et de confettis, ainsi qu'une banderole avec les mots « BRAVO JESSICA » accrochée au plafond.

— Tu ne croyais quand même pas qu'on n'était pas au courant, s'esclaffe ma mère en me serrant dans ses bras.

Je pensais que seule ma professeure de théâtre avait participé à ma recommandation lors de ma demande d'admission, mes parents et plusieurs de mes amis avaient parlé en ma faveur. Je suis stupéfaite. Tout le monde est présent pour célébrer la grande nouvelle... sauf Jake. Je suppose que je vais partir à mon tour, puisque mon entourage semble déjà s'être fait à l'idée et approuver. Mon père est un peu grognon pendant la soirée, mais je vois bien qu'il est fier de moi.

— Une actrice dans la famille, fait-il en passant un bras autour de mes épaules.

Assure-toi de nous rendre visite le plus souvent possible et de nous donner des nouvelles.

Je veux bien, mais sans téléphone ni ordinateur portable, ça risque de s'avérer compliquer. Comme s'il a lu dans mes pensées, mon père fait un signe à ma mère et celle-ci disparaît dans le couloir. Elle revient quelques instants plus tard avec une grosse boîte, emballée d'un papier cadeau brillant et d'une énorme boucle au sommet. Les invités m'observent avec avidités, guettant ma réaction au cadeau qu'on m'offre.

— Ce n'est pas dernier cri, m'avoue ma mère, en fait c'est du deuxième main, mais on s'est dit que ça pourrait te servir.

Je ne suis pas habituée à recevoir des cadeaux, même à Noël et à mes anniversaires. C'est comme ça chez les Sullivan, nous n'avons pas vraiment besoin de cadeaux pour nous démontrer de l'affection. Un peu inconfortable, je détache prudemment le papier cadeau, me sentant presque coupable de le déchirer. La boîte contient un ordinateur portable, dont le couvert est tapissé d'autocollants, indiquant qu'il a clairement appartenu à quelqu'un d'autre avant moi. Un téléphone à clavier, dont les touches sont légèrement effacées, ainsi qu'une minicaméra digitale. J'ose à peine imaginer ce que ça aurait pu coûter à l'état neuf.

— On a pensé que tu pourrais en avoir besoin, me souffle ma mère en m'embrassant sur le front. Question de nous garder au courant, mais aussi d'immortaliser tes souvenirs.

Pour la première fois en plusieurs semaines, je me sens heureuse. Ma douleur pour Jake est encore bien présente, mais ce qui se passe autour de moi présentement est presque trop beau pour être vrai. Ma mère me promet que ça ne leur a pas trop coûté cher et insiste pour que j'accepte le cadeau.

Dans moins de deux jours, je vais m'envoler vers un autre continent. Loin de famille, de mes amis, de mon patelin. Loin de mon passé. Je n'ai jamais vu plus loin que l'île et je me sens nerveuse, mais je sens que ça va aller. Que ma vie est sur le point de changer pour le mieux.

Et je suis prête.

Chapitre 5

Quarante-huit heures plus tard, je suis assise dans la section économique d'un avion sur le point de décoller. Je viens de faire mes au revoir à ma famille et mes joues sont encore humides de larmes. Je n'ai pas l'habitude d'être loin d'eux pour très longtemps, je me sens nerveuse, voire terrifiée, mais j'use de toute ma volonté pour ne pas me sauver en courant dans les bras de ma mère. L'avion est plein à craquer et je me retrouve bientôt coincée entre une vieille dame qui ronfle et un garçon de mon âge absorbé dans la lecture d'un roman. Il est grand et efflanqué, sa tête dépasse du siège et je déplore à quel point il doit être inconfortable. Il a un visage mince et des petits yeux noisette. Une fine moustache pousse au-dessus de ses lèvres, un duvet comme dirait Katie. Il porte un blouson de football et je m'étonne, car il n'a pas du tout l'apparence d'un joueur. Ses cheveux sont d'un brun, aux reflets gris à la lumière, et en broussaille. Il me donne plutôt l'impression d'être un joueur d'échecs qu'un sportif.

Une hôtesse nous dicte les instructions et s'installe à son siège. Le moteur de l'avion démarre et l'appareil recule avec un mouvement brusque. Je sursaute en serrant les bras de mon siège. Le garçon se penche vers moi, sa voix est juvénile, comme s'il n'a pas encore atteint la puberté.

— Première fois en avion? dit-il en me tendant la main. Je m'appelle Sam.

— Jess.

Sa main est mince, ses doigts longs. Je la serre timidement et tente de me détendre, en vain. Je sens que l'avion prend de la vitesse puis s'élève dans les airs. Mes oreilles se bouchent, mon siège tremble si violemment que je crains qu'il ne se décroche. Je ferme les yeux, les mâchoires contractées, priant pour que mon heure ne soit pas venue. Sam sourit, il a l'air de me trouver adorable.

— Tu te rends à Blackwell, toi aussi?

— Blackwell?

— C'est là qu'est situé le collège Duncan!

— Oh, eh bien oui, c'est là que je vais.

L'avion s'est stabilisé, il ne tremble plus. Par la fenêtre à ma droite, je peux voir les nuages. Inutile de préciser que je n'ai jamais mis les pieds dans un avion et que ce décor me coupe le souffle. C'est terrifiant, mais fascinant.

— En quoi est-ce que tu vas étudier? m'interroge Sam.

— Il y a plus d'un programme?

— Il y en a trois en tout ; théâtre, littérature et photographie. Je suis inscrit en photographie.

Je ne suis pas surprise, il a un appareil photo sans doute plus dispendieux que ma maison accroché au cou. Je réponds que je suis en théâtre et il hoche la tête avec un sourire. On m'a déjà dit que je dégage une aura de théâtre et je crois qu'il a deviné quel programme m'attend avant même que je le lui dise. On discute de nos vies et j'apprends qu'il est originaire de Seattle, que ses parents sont avocats et qu'il est homosexuel. Son petit-ami l'attend à Blackwell depuis trois semaines. Je décide que Sam est sympathique et c'est rassurant d'avoir quelqu'un à qui parler avant d'arriver à destination. Je crois qu'on va devenir de bons amis.

Sam a l'air d'en savoir énormément à propos de Duncan. C'est son rêve d'enfance, il a toujours su qu'il y étudierait. J'aimerais pouvoir en dire autant. Il y a deux jours, je croyais que j'étais prisonnière de Portside pour le reste de ma vie. Selon Sam, le collège Duncan est situé sur l'île de Blackwell. L'endroit ne compte que cent cinquante habitants, dans le village de GreenValley. Le collège est situé à environ vingt minutes du village et accueille entre deux et trois cents étudiants, dont environ cinquante par niveau.

Je fais partie des premières années et mes camarades seront, pour les prochains trente-six mois, ma nouvelle famille. Que je les adore ou que je les déteste, je vais avoir à les côtoyer quotidiennement. Duncan et son campus, bien que majestueux, ne sont pas énormes. D'où son nombre d'étudiants limité. L'édifice où se donnent les cours ressemble à n'importe quel lycée de ce monde, deux étages, une vingtaine de classes, une dizaine de bureaux, un gymnase pouvant contenir une centaine de personnes seulement, une bibliothèque et un réfectoire. Les étudiants dorment dans un édifice secondaire appelé « la tour ». Ses habitants sont répartis sur chaque étage par niveau, les premières années occupent le deuxième. Chaque étudiant à sa propre chambre, contenant un lit, une étagère, un placard et un bureau de travail. Ils sont libres de décorer la pièce à leurs goûts, à condition que cela respecte le code de conduite de l'établissement. Les garçons occupent un côté du couloir, les filles l'autre. À l'entendre, on dirait presque un camp de vacances. C'est pratiquement le cas, me dit Sam, car en plus d'étudier l'art qui les passionne, les étudiants participent à toute sorte d'évènements amusants, sauf qu'il y aussi des règlements stricts et un couvre-feu. Pour éviter le renvoi, il valait mieux s'y conformer. Ça ne sera pas un problème en ce qui me concerne, je ne suis pas connue comme celle qui enfreint les règles. Je n'ai jamais été réprimandée par un professeur, n'ai jamais eu de retenue ni à copier de lignes. C'est ma seule et unique chance de réaliser mon rêve et je ne peux me permettre de tout gâcher. Mes parents, mes professeurs, mes amis, mon entourage ont trop misé et je refuse de les décevoir.

— Tu n'as vraiment rien à t'inquiéter, m'assure Sam, tu vas t'y plaire, je te le promets.

Son frère a fréquenté l'établissement avant lui, et sa sœur en est à sa dernière année. Elle est assise quelques rangs derrière le nôtre. Je lui trouve un air intimidant, mais elle me fait un sourire timide quand son regard croise le mien. Nous en avons encore pour une douzaine d'heures de vol et je sens mes paupières devenir lourdes. Je m'endors en observant les nuages.

Chapitre 6

Je me réveille au milieu de la nuit, Sam est profondément endormi à ma gauche. Je me demande quelle heure il est. Une hôtesse m'apprend qu'il est vingt-trois heures et que nous allons atterrir dans peu de temps. Vingt minutes plus tard, la voix du pilote s'élève dans l'interphone et annonce que nous allons amorcer l'atterrissage. Je suis inquiète, car je ne sais pas comment ça doit se passer. Si cela ressemble moindrement au décollage, je vais probablement avoir la nausée. J'ai vu trop de films où des avions s'écrasent tragiquement, tuant la majorité des passagers à chaque fois.

— Prends de grandes inspirations et souviens-toi que tu as plus de chance de mourir en voiture qu'en avion!

Si c'est sa façon de me rassurer, c'est raté. Je ferme les yeux et me prépare à être secouée à nouveau. À ma grande surprise, l'atterrissage se déroule en douceur. Quand j'ouvre les yeux, nous sommes déjà au sol. Sam me fait un clin d'œil et me tend la main pour m'aider à me lever. Après toutes ces heures de vol, j'ai les jambes en compote. Je partage un taxi avec Sam, sa sœur, et deux autres garçons. Blackwell est une île d'environ le tiers de Portside, entourée par l'océan. Le taxi roule dans GreenValley et je découvre un petit village aux allures des années soixante-dix. Je devine que la plupart des commerces et des maisons n'ont pas connu de rénovations depuis belle lurette. Le taxi s'arrête enfin devant un édifice qui m'impressionne, malgré sa simplicité. Ça me rappelle, effectivement, mon ancien lycée. Deux étages, la façade est faite de briques brunes et ses fenêtres à carreaux ressemblent à de grands yeux scrutateurs.

Une femme d'un âge avancé nous attend sur les marches de l'entrée principale. Je la reconnais immédiatement ; il s'agit de Marina Lopez, la directrice et l'une des plus grandes actrices de tous les temps. J'ai toujours eu beaucoup d'admiration pour elle et j'ai du mal à contenir mon excitation de la rencontrer. Ça ne passe pas inaperçu et un sourire en coin se forme sur sa bouche. Plusieurs autres petits groupes nous rejoignent et la directrice appelle un par un les noms des premières années.

Elle nous souhaite ensuite la bienvenue et nous fait visiter le couloir principal. Des casiers rouges longent notre route. L'amphithéâtre où se donneront mes cours d'interprétation se trouve en face de la bibliothèque. La scène est immense. Environ trois cents siègent sur le plancher principal, cent cinquante sur le deuxième, en plus de quatre balcons. La salle a des allures de théâtre grec et la richesse de l'endroit m'épate. Nous traversons un parc extérieur, où pousse une variété de fleurs exotiques et d'arbres resplendissants. Le trottoir est fait de dalles à motifs. La tour d'habitation domine par sa hauteur. Chaque étage compte une cinquantaine de chambres divisées par blocs de six. Chaque bloc a sa propre salle commune. J'ai hâte de rencontrer mes cinq colocataires. Il y a une immense salle récréative qui relie les blocs entre eux, avec des tables de billard et des canapés confortables. Nous croisons des étudiants plus vieux dans les étages supérieurs et je m'oblige à fixer mes souliers. Ils n'ont qu'un an ou deux de plus que moi, nous sommes tous des adultes égaux, mais quelque chose les sépare de nous. Quelque chose d'invisible. Nous sommes les petits nouveaux, ils sont les vétérans. Voilà!

Des étudiants guides nous tendent à chacun une feuille avec notre nom, une clé y est attachée à l'aide d'un trombone. À côté de mes informations, je vois les mots « BLOCS A ». Je m'y dirige, mes valises en main. Sam me suit et je découvre, à ma grande joie, qu'il sera mon voisin de chambre. Au moins quelqu'un que je connais! Dans notre salle commune se trouvent deux garçons et deux filles. Une grande rousse élancée du nom de Brooke, suivie par une fille au teint foncé, le nez percé, qui s'appelle Meg, s'avance pour me serrer la main. Elles sont gentilles à leur façon. Brooke est plus joyeuse et énergique, Meg est plus silencieuse et sérieuse. Je sens une odeur de marijuana sur ses vêtements. Un grand costaud aux cheveux blonds et aux yeux bleus me salue. Il s'appelle Nick. Je le trouve mignon, même si je n'aime pas l'admettre. Il a un sourire à faire craquer les cœurs de pierre. Son parfum est enivrant et j'ai une envie irrépressible de me blottir dans ses bras. Je crois que c'est la fatigue ou l'idée de rencontrer de nouveaux garçons. Je me sens rougir jusqu'aux joues et me dit que j'aimerais bien apprendre à le connaître. Ce dont j'aurai certaine l'occasion. Il se nomme Nick et est, lui aussi, étudiant en photographie. Sam et lui s'éloignent pour comparer leurs appareils photo.

C'est alors que je rencontre mon dernier colocataire. Un visage que je ne connais que trop bien, que j'espérais ne pas revoir de sitôt. Mon cœur fait un bond violent et je sens le contenu de mon dernier repas – qui remonte à cruellement trop loin – me remonter dans la gorge.

Jake.

Chapitre 7

Mon premier réflexe est de faire volte-face, mais je sais qu'il m'a déjà remarqué. De toute façon, ce n'est pas comme si j'avais beaucoup d'endroits où me cacher. Il discerne la panique sur mon visage et je perçois une ombre de tristesse dans ses yeux. Il se sent coupable d'avoir cet effet toxique sur moi. Je ne sais quelle sorte d'hasard ou de coup du sort s'est abattue sur moi, mais pendant une minute je regrette d'avoir quitté Portside. Je suis venu ici pour deux raisons ; réaliser mes rêves et prendre un nouveau départ. Sauf qu'avec Jake dans la chambre en face de la mienne, ça risquait de se compliquer. Difficile d'imaginer que j'ai pu être éperdument amoureuse de lui, il n'y a pas si longtemps. La douleur, les souvenirs et les sentiments refoulés me rattrapent et me frappent de plein fouet.

Jake fait quelque pas hésitant dans ma direction et lance :

— Le monde est petit…

Trop petit. Je savais que Duncan figurait sur sa liste de collèges qu'il prévoyait peut-être fréquenter après le lycée, mais selon Rachel il avait choisi un autre établissement. Je lutte pour ravaler mes larmes. Pas question de pleurer devant mes nouveaux colocataires. Je ne peux pas l'empêcher d'étudier ici, mais je peux l'empêcher d'avoir un effet sur ce nouveau départ que je compte prendre.

Plus tard ce soir-là, mes colocataires et moi buvons quelques verres ensemble, question de briser la glace. Brooke suggère un jeu :

— On se pose tour à tour une question et si la personne refuse de répondre, elle doit caler son verre.

Cette fille sait définitivement comment faire la fête. Elle est assise sur la table basse et nous parle à tous comme si nous avions toujours été ses meilleurs amis. À l'instar de Meg qui roule les yeux et qui n'a presque pas touché au contenu de son verre. Je n'ai pas plus envie de prendre part à ce jeu ridicule, mais je ne veux pas avoir l'air rabat-joie. Jake devine, bien sûr, ma réticence et ce petit sourire qui m'a toujours fait fondre se forme sur sa bouche. J'ai avalé plusieurs verres, en partie dans l'espoir de me détendre, et je ne pense pas avoir un contrôle complet de mes émotions. La pièce tourne légèrement autour de moi et j'ai du mal à aligner deux mots.

— Jake, dit Brooke en se penchant vers lui, dévoilant un décolleté plongeant. Quel est genre de fille?

C'est clair comme le jour qu'elle le drague et j'ai envie de lui arracher les yeux. Malgré moi, j'éprouve encore un sentiment d'appartenance envers Jake et le voir avec une autre m'est insupportable. Si je n'étais pas aussi saoule, je me serais probablement levée pour aller m'enfermer dans ma chambre.

Jake s'éclaircit la gorge et répond :

— Ça n'a aucune importance. Mon cœur appartient déjà à quelqu'un.

Je sais qu'il me fixe en disant ça et je sens que mes yeux se remplissent de larmes. J'évite de le regarder, parce que j'ai peur que les autres se rendent compte du malaise entre nous. Brooke se redresse, surprise par sa réponse, et avale une gorgée de son verre.

— Meg, lance Jake en brisant le silence qui s'est abattu. Pourquoi es-tu ici?

Je le reconnais bien là! Jake est comme ça, il ne passe pas par quatre chemins pour exprimer sa pensée. Sa question me semble légèrement indiscrète, voire même agressive. Il a remarqué, lui aussi, combien elle n'a pas l'air d'être heureuse. Meg le fixe intensément et répond du tac au tac.

— Ma mère est décédée l’année dernière. Elle m’a fait promettre de réaliser mes rêves et c’est ce que je compte faire.

Mon cœur se brise pour elle. Je ne sais pas ce que je deviendrais si je devais perdre ma mère. Meg se tourne vers Nick.

— Qu’est-ce qui te fait le plus peur?

Ce jeu ne me semble plus amusant et je crains la question qu’on va me poser. Si le but est d’apprendre à se connaître, c’est réussi. J’en sais déjà plus sur les secrets obscurs de ces gens que je ne le voudrais.

— J’ai peur des araignées, s’esclaffe-t-il, mais aussi de l’échec. Les gens me prennent pour un sportif et c’est tout, mais je suis plus que ça. La photographie m’a toujours passionné et je sais que peu de gens croient en moi. J’ai l’intention de leur prouver, de ME prouver, qu’ils ont tort et que je suis au bon endroit.

Je gagne immédiatement du respect pour lui. Je sais ce que c’est que d’avoir à vivre selon les attentes de notre entourage. Nick me demande :

— Ton plat favori?

Il a senti ma nervosité et a préféré m’épargner. Je lui en suis reconnaissante. Les autres et moi éclatons de rire et je déclare que je raffole de la pizza. Il ne me reste plus qu'un de nous, ma seule option est de poser une question à Sam. Même s'il a été comme un ange tombé du ciel pour moi depuis mon arrivée ici, j'ai la conviction d'ignorer de nombreuses choses à son sujet. Quelque chose me dit qu'il ne s'ouvrira pas avant d'être prêt. Je lui demande seulement ce que la photographie représente à ses yeux, même si je sais déjà la réponse.

Chapitre 8

Aux environs de deux heures du matin, mes colocataires déclarent forfait un à un et vont se coucher. C'est ce que j'ai l'intention de faire, mais Jake m'arrête.

— Est-ce qu'on peut discuter?

Je suis tentée de lui dire non, mais je vois combien cela est important pour lui. Je ne peux pas me permettre de lui faire ça, bien qu'il le mérite. Puisque les cours ne débutent que dans deux jours, le couvre-feu n'est pas encore en vigueur. La sécurité surveille, mais les étudiants sont libres de se promener dans le parc intérieur. À l'heure qu'il est, tout le monde est endormi. La nuit est fraîche, le ciel étoilé. De la buée s'échappe de ma bouche et je frissonne.

— Tu as froid?

Jake retire son blouson et le dépose sur mes épaules. Il ne porte qu'un t-shirt, mais il n'a pas froid. Il s'assoit sur un banc et m'invite à en faire autant.

— Écoute...

Il suspend sa phrase, cherchant sûrement ses mots.

— Je ne savais pas que tu devais venir ici. C'était un choix de dernière minute, je n'avais pas l'intention de t'envahir ici.

J'acquiesce. Je sais très bien qu'il ne m'aurait pas volontairement mis dans cette situation.

— Comment vas-tu? demande-t-il.

Je ne sais pas. Il y a quelques heures je déplorais sa présence ici, mais je ne peux pas me mentir à moi-même, je suis soulagée qu'il soit là. Il m'a manqué et j'ai sincèrement cru ne jamais le revoir. Je n'ai pas l'intention de me remettre en couple avec lui, mais c'est bien qu'il soit là. Ne serait-ce que pour m'aider à y voir plus clair sur notre passé.

— Je m'accroche. Et toi?

Il hausse les épaules, les yeux baissés sur ses mains.

— Je m'imaginais venir ici et avoir un nouveau départ, avoue-t-il, oublier mes erreurs du passé et... apprendre à m'aimer à nouveau. Je sais que ce qui s'est passé entre nous est ma faute, je le regrette chaque minute de chaque jour. Te tromper a été la pire erreur d'une vie remplie d'erreur. Si je pouvais effacer ce que j'ai fait...

Je sais qu'il est sous l'effet de l'alcool, mais entendre sa voix se briser me touche.

— Je n'aimerai jamais personne d'autre que toi, Jess.

Il est sincère, je le sais. Je n'en ai jamais douté. Jake aime s'autodétruire, et ce qu'il a fait avec Laura en est un parfait exemple, mais ce n'est pas un menteur. Mon souffle se bloque dans ma gorge, deux larmes roulent sur mes joues. Je réponds :

— J'ai besoin de temps.

— Je sais.

Sa main se referme sur la mienne. Sa peau est douce et chaude. Ma tête me crie de m'éloigner, mais mon cœur me supplie de rester. Ce simple contact a un effet guérisseur fulgurant sur ma douleur des derniers temps. Je dépose un baiser sur sa joue, me relève et retourne aux dortoirs. Il reste un instant sur le banc, mais je l'entends rentrer quelques secondes après moi. Ma chambre est plongée dans la noirceur. Une note est posée près de ma lampe de nuit.

« J'aimerais apprendre à te connaître, tu m'intrigues. Ça te dirait un tête-à-tête demain? Nick »

Je porte la note à mes lèvres, confuse. Pourquoi cette note m'excite-t-elle autant? Je me glisse sous mes couvertures et ma dernière pensée avant de m'endormir est que mon passage à Duncan risque d'être des plus intéressants.

À suivre.

Avertissement légal

Photos: © Shutterstockphoto3/ www.shutterstock
margouillat photo/ www.shutterstock.com
g-stockstudio/ www.shutterstock.com
holbox/ www.shutterstock.com
Pressmaster/ www.shutterstock.com
Kurhan/ www.shutterstock.com
Billion Photos/ www.shutterstock.com
Olegganko/ www.shutterstock.com
Visual Generation/ www.shutterstock.com
Ekaterina Kondratova/ www.shutterstock.com
George Dolgikh/ www.shutterstock.com
NinaMalyna / http://www.istockphoto.com

Remarque importante :
Les informations contenues dans ce livre servent exclusivement à un usage d'information et ne doivent absolument pas être traitées comme un remplacement d'un conseil ou traitement professionnel provenant de médecins et spécialistes formés et reconnus. Ce livre n'inclut pas de recommandations concernant certains diagnostics ou procédés des traitements. Le contenu ne doit jamais être interprété comme un appel à l'automédication ou comme base pour un autodiagnostic. Les informations reflètent simplement l'avis de l'auteur. L'auteur ne prend pas de responsabilité de garantie, exprimé ou impliqué, concernant la nature et la véracité du contenu.

Au cas où des contenus du livre en question violent le droit en vigueur, prie d'informer l'auteur. Le contenu concerné sera immédiatement supprimé ou changé.

Responsabilité pour les liens :
Le livre contient des liens vers des sites Web externes tiers, dont nous n'avons aucune influence sur le contenu. La responsabilité pour les sites externes liés incombe au distributeur ou à l'opérateur du site en question. Les liens sont vérifiés concernant d'éventuelles violations au moment de leur utilisation dans le livre. Aucun contenu illicite n'a été trouvé au moment de l'établissement du lien. Nous ne pouvons pas effectuer un contrôle permanent des pages des liens sans indication concrète d'infraction à la loi. En cas de prise de connaissance d'une violation de la législation applicable, nous retirerons immédiatement ces liens.

33140628R00028

Printed in Great Britain
by Amazon